Bad Nauheim

Die

kohlensäurehaltigen Thermalsoolquellen

in

Bad Nauheim.

Ihre Anwendung und Wirkung.

Nach Beobachtungen

in fünfzehnjähriger Thätigkeit in Bad Nauheim

von

Sanitätsrath Dr. **Ferdinand Credner**,

Badearzt in Bad Nauheim.

Leipzig,

Verlag von Veit & Comp.

1901

Druck von Metzger & Wittig in Leipzig.

Inhalt.

Seite

Allgemeines 7

Zusammensetzung der Badequellen 13

Badeformen 14

Zusammensetzung der Trinkquellen 18

Anwendung und allgemeine Wirkung der Nauheimer Soolbäder 20

Anwendung und Wirkung der Trinkkuren 23

Indicationen für Bad Nauheim 25

Wirkung der Bäder bei Herzerkrankungen nach acutem Gelenkrheumatismus 26

Herzmuskelschwäche speciell bei den chronischen Herzmuskelerkrankungen nach Influenza 28

Herzverfettung 30

Allgemeines.

Das im Jahre 1835 in Nauheim gegründete Thermalsoolbad ist seit Benekes bahnbrechenden Arbeiten über den Einfluß der Nauheimer Soolbäder auf Herzleiden weltbekannt, nicht das Gleiche gilt von der Kenntniß der Zusammensetzung seiner Quellen, von dem Gehalte derselben an CO_2-Gas.

Bad Nauheim, Station der Strecke Cassel-Frankfurt, liegt am Nordostabhange des Taunus, 138 m über dem Meere, in einem von Norden nach Süden offenen, vom Bache Usa durchflossenen Thal, lehnt sich westlich an den 127 m hohen Johannisberg an. Die mittlere Jahrestemperatur beträgt 9,7° C., die Durchschnittswärme der drei Sommermonate 18,4° C., der mittlere Barometerstand 756 mm.

Das Bad und die Saline sind Staatseigentum, unterstehen der Großherzoglich-hessischen Badedirektion. Die Badehäuser werden am 1. April eröffnet, im November geschlossen. Die eigentliche Saison dauert vom 1. Mai bis 30. September.

Die Salzquellen traten früher frei zu Tage, wurden schon von den Römern zur Salzgewinnung benutzt. Die Salzsiederei mittelst Salinenbetriebs richteten die Grafen von Hanau ein, nach deren Aussterben im Jahre 1736 Nauheim an die Landgrafen von Hessen-Cassel fiel. Den ersten Bohrversuch zur Gewinnung einer, an Kochsalz reicheren Soole machte man im Jahre 1816, derselbe lieferte eine 25° C. warme, zweiprocentige Soole. Am 1. Juli 1835 eröffnete die Casseler Regierung das erste Badehaus, stellte ein solches mit neun Badezellen in Betrieb. Im Jahre 1866 trat Preußen die kurhessische Enklave Bad-Nauheim an das Großherzogthum Hessen ab.

Die Nauheimer Quellen in der Thalsoole, längs der Usa erbohrt, sind mit Ausnahme von Nr. X, einem schwachen alkalischen Säuerling, mit Kohlensäuregas übersättigte Kochsalzquellen. Nach der Reihenfolge der Bohrungen sind die Quellen mit den Nummern 1 bis 14 bezeichnet. Von diesen 14 Quellen sind zur Zeit noch sechs im Gebrauch. Nr. VII, der große Sprudel, Nr. XII, der Friedrich Wilhelm-Sprudel, und Nr. XIV, der Ernst Ludwig-Sprudel, dienen nur zur Bäderbereitung, Nr. VIII, der Kurbrunnen, der Karlsbrunnen und Nr. X, ein alkalischer Säuerling, die sog. Ludwigsquelle, werden nur zu Trinkkuren benutzt.

Die Soole der Nauheimer Quellen wird durch die Expansivkraft der Soole zum Sprudeln gebracht. Die

CO_2 ist nach Ludwig bis zu einer Tiefe von ca. 29 m unter Tag noch vollständig in der Soole gelöst, erst dann beginnen Gasperlen von CO_2 in Masse sich zu entwickeln, bringen die Wässer zum Fließen, dieselben steigen milchweiß schäumend bis zu 6 m Höhe empor. Quelle Nr. VII, links vom Bache Usa, 159,5 m tief erbohrt, kam am 22. Dezember 1846 zu Tage; sie ist 30,5 ° C. warm, enthält 2,6 % feste Bestandtheile. Nr. XII wurde im Jahre 1855 in 180 m Tiefe, nur 9 m von Nr. VII entfernt, erbohrt; sie ist 33 ° C. warm, springt über 5 m hoch, hat 3,37 % feste Bestandtheile. Quelle Nr. XIV wurde am 7. März 1900 in einer Tiefe von 205 m, nur 24 m von Nr. XII entfernt, erbohrt, sie ist 31,2 ° C. warm, enthält 2,9 % an festen Bestandtheilen. Die drei Badequellen Nr. VII, XII und XIV werfen zusammen täglich über 2000 cbm Soole aus.

Die Quelle Nr. VIII, der Kurbrunnen, in 16 m Tiefe erbohrt, hat 1,9 % an Salzen, ist 21 ° C. warm, sie wird nur zu Trinkkuren benutzt. Der Carlsbrunen, eine schwache Kochsalzquelle, wurde im Jahre 1869 in 6 m Tiefe in der Nähe des Kurbrunnens erbohrt, sie ist 15 ° C. warm, fließt sehr schwach, hat 1,2 % feste Bestandtheile, sie dient nur zu Trinkkuren.

Die Ludwigsquelle Nr. X ist ein schwach alkalischer Säuerling, sie ist 18,8 ° C. warm, enthält 0,1 % an festen Bestandtheilen.

Wie erwähnt, sind die Bade-Quellen Nr. VII und XII

nur 9,7 m von einander entfernt erbohrt, sie springen jede für sich in einem kreisförmigen, hochaufgemauerten, unüberdeckten Bassin von 9 m Durchmesser hoch. Die beiden Bassins berühren sich an ihrer Peripherie, sie sind so hoch aufgemauert, um die in ihnen aufgefangene Soole, mit ihrem natürlichen Gefälle direkt in die in nächster Nähe stehenden Badehäuser einleiten zu können, sie liefern die sog. Thermalsoolbäder. In dem Gewölbe unter den Bassins gehen die Steigrohre der Quellen Nr. VII und XII durch, und sind hier in den Steigrohren seitliche Abflußröhren eingesetzt, durch die wir die Soole, direkt aus dem Steigrohre, aus dem Erdinnern mit ihrem gesammten CO_2-Gehalt in die Badewannen einfließen lassen, Sprudelsoolbäder. Die Quelle Nr. XIV wird gegenwärtig in der gleichen Weise wie Nr. VII und Nr. XII gefaßt, um nicht allein Sprudelbäder, sondern auch Thermalsoolbäder von Nr. XIV geben zu können.

Die Soole sämmtlicher Quellen ist beim Zutagetreten krystallklar, von CO_2-Gas schäumend, sie hat eine schwach sauere Reaktion, welche später in eine alkalische übergeht. Durch das Stehen an der Luft, durch das theilweise Abdunsten der in ihr gelösten CO_2, durch die Zersetzung eines Theiles der doppeltkohlensauren Salze trübt sich die Soole in den offenen Bassins, färbt sich gelblich durch Ausscheidung von kohlensaurem Kalk und von Eisenoxydhydrat, welche von CO_2-Gasperlen getragen, in feinst vertheilter Form im Wasser umherschwimmen, später dann sich absetzen, so daß die Flüssigkeit sich wieder klärt. Die Quelle Nr. XII als die reichste an festen Bestandtheilen trübt sich stärker gelblich wie Nr. VII und Nr. XIV.

In den drei Badequellen ist außer CO_2-Gas nur eine Spur von Stickstoffgas vorhanden. Die CO_2 ist in der ausströmenden Soole in 3 Formen enthalten:

1. als mit der ausfließenden Soole gasförmig entweichende CO_2;

2. als freie, bei gewöhnlichem Atmosphärendruck in der Soole gelöste (absorbirte) CO_2.

3. als an die doppeltkohlensauren Salze gebundene sog. halbgebundene CO_2.

Trotz aller einschlägigen Versuche konnte bis jetzt noch nie mit Sicherheit die Menge des beim Zutagetreten der Quellen frei in die Luft abströmenden CO_2-Gases bestimmt werden. Alle die Chemiker, welche diesbezügliche Untersuchungen ausgeführt haben, stimmen darin überein, daß die Menge der beim Ausströmen der Soole frei in die Luft abströmenden CO_2 eine größere sei, als die Menge des ausfließenden Soolwassers. Die festen Bestandtheile der Nauheimer Quellen bestehen zu 85 % aus Chlornatrium (Kochsalz), die übrigen 15 % entfallen auf Chlorkalium, Chlorcalcium, Chlormagnesium und kohlensauren Kalk. Einen relativ hohen Gehalt an Chlorlithion hat die Nauheimer Soole. Quelle Nr. XII enthält in je 1000 g 0,0750 g Chlorlithion, die Mutterlauge 15 g.

Als Mutterlauge bezeichnen wir die Flüssigkeit, welche beim Sieden der gradirten Soole nach dem Auskrystallisiren des Kochsalzes in der Pfanne als Rückstand übrig bleibt, sie hat in 1000 g 582 g Wasser und 418 g feste Bestandtheile, von letzteren entfallen auf Chlorcalcium 316, auf Chlormagnesium 41,2, Chlornatrium 1,2, Chlorlithion 15,7 und auf Chlorkalium 24,8 g. Bei weiterem Sieden der flüssigen Mutterlauge krystallisirt das Badesalz aus, es hat 40 % Wasser, 60 % feste Bestandtheile. Sein Gehalt an Kochsalz ist ebenso wie der der Mutterlauge nur ein sehr geringer.

Wir benöthigen der Zusätze unserer Mutterlauge hier am Platze relativ wenig, weil unsere drei Badequellen so sehr reich an Salzen sind. Unsere schwächste Badequelle Nr. VII, „der große Sprudel“, hat doppelt so viel feste Bestandtheile wie die stärkste Kreuznacher Badesoole, ganz abgesehen davon, daß die Nauheimer Soolen warm, mit CO_2-Gas übersättigt sind.

Zusammenstellung der neuesten Analysen der Nauheimer Badequellen, des grossen Sprudels, Quelle Nr. VII,

ausgeführt von Professor Will in Giessen 1869,

und der Quelle Nr. XII und Nr. XIV,

ausgeführt 1893 und 1900 von Professor Sonne in Darmstadt.

1000 Gramm Soole enthalten in Gramm:	Quelle Nr. VII 30,5° C. warm	Quelle Nr. XII 33° C. warm	Quelle Nr. XIV 31,2° C. warm
Chlornatrium	21,8245	28,3274	24,0692
Chlorkalium	0,4974	0,6140	1,0825
Chlorlithion	0,0492	0,0750	noch nicht bestimmt
Chlorammonium	0,0550	0,0546	0,0660
Chlorcalcium	1,7000	2,2358	1,6327
Chlormagnesium	0,4420	0,5086	0,5634
Kohlensaurer Kalk	1,6348	1,7961	1,8423
Kohlensaures Eisenoxydul	0,0274	0,0366	0,0303
Weiter enthalten dieselben kleinste Mengen von Brommagnesium, schwefelsaurem Kalk, schwefelsaurem Strontian, kohlensaurem Manganoxydul, kohlensaurem Zinkoxyd, arsensaurem und phosphorsaurem Eisenoxydul, Kieselsäure, Thonerde u. s. w.			
Summe der festen Bestandtheile	26,3543	33,7635	29,3708
Freie, absorbirte Kohlensäure	1,2634	0,7559	1,1905
Halbgebundene Kohlensäure	0,7343	0,8041	0,8221
Summe aller Bestandtheile	28,3520	35,3235	31,3829

Badeformen.

Wir verwenden die Thermalsoolquellen Nr. VII, XII und XIV in fünf Formen zu Vollbädern:

1. als Sprudelbäder,
2. als Sprudelstrombäder,
3. als Thermalsoolbäder,
4. als Thermalsoolstrombäder,
5. als kohlensäurefreie (entgaste) Soolbäder.

Zur Abgabe dieser Bäder dienen sieben große freistehende, fiskalische Badehäuser mit zusammen 290 Badezellen.

Außerdem wird die Soole zu Sitzbädern, zu Douchen, zu örtlichen und allgemeinen Einpackungen benutzt. Gasbäder werden seit dem Jahre 1886, in welchem der kleine Sprudel, Quelle Nr. XI, versiegte, nicht mehr gegeben.

Sprudelbäder.

Das Sprudelbad ist der eigentliche Repräsentant der Nauheimer Bäder. Die Soole fließt direkt aus dem Erdinnern 30,5°—33°C. warm, unzersetzt, krystallklar, von CO_2-Gas schäumend, in die Badewannen ein. An Sprudelbädern wurden im Sommer 1900 in Summe 119,672 gegeben.

Sprudelbäder.

In einer frisch gefüllten Wanne mit 400 Liter Inhalt sind in Lösung an CO_2 und an festen Bestandtheilen:

Bestandtheile in 400 Liter Wanneninhalt	Quelle Nr. VII Wärme 30,5° C.	Quelle Nr. XII Wärme 33° C.	Quelle Nr. XIV Wärme 31,2° C.
1. Freie (absorbirte) und halbgebundene CO_2 zusammen berechnet	799 g = 446,5 Liter	624 g = 355,7 Liter	805 g = 454 Liter
2. Feste Bestandtheile .	10,5 kg	13,48 kg	11,7 kg

Thermalsoolbäder.

In einer mit 400 Liter Thermalsoole gefüllten Badewanne sind in Lösung:

Bestandtheile in 400 Liter Wanneninhalt	Thermalsoolbad von Quelle Nr. VII Wärme 28,75° C.	Thermalsoolbad von Quelle Nr. XII Wärme 30° C.
1. Freie und halbgebundene CO_2 zusammen berechnet	456,8 gr = 257,92 Liter	180 gr = 101,6 Liter
2. Feste Bestandtheile . .	10,5 kg	13,5 kg

Die Sprudelstrombäder

bereiten wir, indem wir während der Dauer des Bades die Sprudelsoole stetig zu- und abfließen lassen. Wegen der enormen CO_2-Menge ist bei Anwendung dieser Bäder die größte Vorsicht geboten.

Thermalsoolbäder.

Die in den hochaufgemauerten Bassins der Quellen Nr. VII und Nr. XII angesammelte Soole wird mittelst ihres natürlichen Gefälles in die nahestehenden Badehäuser eingeleitet; sie liefert die Thermalsoolbäder. Den Sommer kühlt sich die Soole in den großen Bassins nur wenig ab, dagegen dunstet die CO_2 in großer Menge ab. Die Soole trübt sich in Folge der Zersetzung der doppelkohlensauren Salze. Der CO_2-Verlust von Nr. XII ist größer als der von Nr. VII. Im Herbste des Jahres 1888 habe ich auf meine Kosten den CO_2-Gehalt der Thermalsoole zum ersten Male bestimmen lassen, die Arbeiten wurden ausgeführt im chemischen Laboratorium der Universität Gießen. Das Ergebniss der einschlägigen Untersuchungen habe ich im Jahre 1889 in Nr. 18 der Deutschen medicinischen Wochenschrift veröffentlicht. Die Thermalsoolbäder waren früher die fast allein hier angewandte Badeform, im letzten Sommer (1900) wurden hier in Summe 157,531 Thermalsoolbäder gegeben.

Thermalsoolstrombäder

kommen hier nur verhältnißmäßig wenig zur Anwendung, 107 Bäder im vorigen Sommer, bei denselben hat während der Dauer des Bades ein stetiger Abfluß und Zufluß der Soole statt.

Kohlensäurefreie (entgaste) Bäder.

Die Thermalsoole von Nr. VII lassen wir, eigens zum Zwecke der Entgasung der Soole, über einen 64 m langen Gradirbau weglaufen, es dunstet so die CO_2 fast vollständig ab, die Kalk- und Eisensalze schlagen sich an den Dornreisern nieder. Die Soole bereinigt sich, klärt sich, ihr Kochsalzgehalt steigt von 2% bis auf $3^1/_2$%. Zum Gebrauch wird die entgaste, kühle, drei bis vierprocentige Soole mit warmem Wasser versetzt. Im Sommer 1900 wurden im Ganzen 19,590 kohlensäurefreier Soolbäder im Badehause Nr. IV gegeben.

Die Wannen in den sieben fiskalischen Badehäusern sind alle von Holz, fassen je circa 400 Liter. Über einer jeden Badewanne befindet sich eine Douche für kaltes und warmes Süßwasser.

Trinkquellen.

Der Kurbrunnen, der Karlsbrunnen und die Ludwigsquelle dienen nur zu Trinkkuren. In ihrer Zusammensetzung ähneln die beiden Erstgenannten sehr dem Homburger Elisabethbrunnen und dem Kissinger Rakoczy, weshalb ich eine vergleichende Zusammenstellung der Analysen der genannten Quellen hier folgen lasse.

Von dem Kurbrunnen bedürfen wir, obgleich er fast doppelt so reich an Salzen ist wie der Homburger Elisabethbrunnen und Kissinger Rakoczy, mindestens ebenso großer Mengen von Flüssigkeit, um eine abführende Wirkung zu erzielen. Aus dem 21^0 warmen Kurbrunnen dunstet die CO_2 rascher ab wie bei den genannten Quellen, eben wegen seiner Wärme regt er die Darmperistaltik schwächer an.

Vergleichende Zusammenstellung der Analyse der Nauheimer Trinkquellen mit der Analyse des Homburger Elisabethbrunnens und des Kissinger Rakoczy.

1000 Gramm Flüssigkeit enthalten in Gramm:

Die kohlensauren Salze sind als Bicarbonate berechnet, beim Rakoczy als einfache	Bad Nauheim Kurbrunnen nach Will	Bad Nauheim Carlsbrunnen nach Ulloth	Homburg Elisabethbrunnen nach Fresenius	Kissingen Rakoczy (v. Eulenburg. Real-Encyklop.)	Bad Nauheim Ludwigsbrunnen nach Will
Temp. der Quellen Celsius	21,3°	15°	10,6°	10,7°	18,8°
Spec. Gewicht des Wassers	1,01475		1,01140		1,0010
Bestandtheil auf 1000 Theile berechnet:					
Chlornatrium . . .	15,4215	9,860	9,8609	5,822	0,3138
Chlorkalium . . .	0,5270	0,0726	0,34627	0,286	—
Chlorlithium . . .	0,0267	Spuren	0,02163	0,0200	0,0012
Chlorammonium . .	0,0371	0,0133	0,02189	—	—
Chlormagnesium . .	0,7387	0,2040	0,72986	0,303	—
Chlorcalcium . . .	1,0549	0,0575	0,68737	—	—
Brommagnesium . .	0,0063	0,0014	0,00286	Bromnatrium 0,008	—
Doppeltkohls. Kalk .	1,146	0,9515	2,17672	1,061	0,3692
„ Eisenoxydul .	0,0262	0,0147	0,03196	0,031	0,0099
„ Manganoxyd .	0,0080	Spuren	0,00210	—	—
„ Zinkoxyd . .	0,0070	Spuren	—	—	—
„ Natron . . .	—	—	—	—	0,1282
„ Magnesia . .	—	—	0,04320	—	0,0628
Schwefels. Strontian .	0,0324	0,0087	0,01776	—	—
„ Kalk	0,0238	0,2777	0,01680	0,389	0,0288
„ Magnesia . .	—	—	—	0,588	—
Phsphrs. Eisenoxydul	0,00034	0,0002	—	—	—
Arsens. Eisenoxydul	0,00016	Spuren	—	—	—
Sa. d. fest. Bestandth.	19,0549	12,4183	13,98664	8,556	1,0450
Freie Kohlensäure . (ohne halbgebundene)	1,9622	1,4214	1,95059	1300 ccm Kohlens.	1,2545
Alle Bestandtheile .	21,0171	13,8397	15,937	10,556	2,3090

Anwendung und allgemeine Wirkung der Nauheimer Bäder.

Die CO_2-haltigen Soolbäder werden meist mit ihrer Naturwärme 33°—30° C. in den Vormittagsstunden genommen. Wenn wir höherer Wärmegrade benöthigen, so geschieht solches durch Zusatz von heißem Wasser, um kühlere Bäder zu geben, lösen wir in der Soole entsprechende Menge von Eis auf.

Beim Einsteigen in ein Bad von 32½°—30° C. Wärme empfindet der Badende zunächst ein leichtes Frösteln, welches bei durchaus ruhigem Verhalten im Bad nach wenigen Sekunden von einem behaglichen Wärmegefühl gefolgt ist. Die CO_2 setzt sich sofort in Form kleinster Gasperlen auf die Haut des Badenden an, umschließt den Körper mit einer Gasschicht. welche einen schlechten Wärmeleiter bildet. Bei längerer, andauernder Einwirkung der CO_2 auf die äußere Haut kann eine Resorption des CO_2-Gases durch dieselbe erfolgen, eine Aufsaugung der Salze aus der Badeflüssigkeit hat nicht statt, es imbibirt sich die Haut wahrscheinlich bis in ihre tieferen Schichten mit den Salzen, welche das größte Diffusionsvermögen besitzen, so mit dem Chlornatrium, Chlorcalcium, Chlorkalium und Chlorlithion. Der durch die CO_2 und die Salze auf die Nervenendigungen in der Haut geübte, starke Reiz bedingt, daß die zunächst verengten, feinsten Blutgefäße in der Haut sich erweitern, es hat eine vermehrte Blutzufuhr nach der Haut statt, die inneren Organe werden entlastet. Die erhöhte Blutzufuhr nach der Körperoberfläche des Badenden ist je nach dem Wärmegrad des Bades, nach dem Gehalt an CO_2 und Salzen, eine verschiedene lang währende. In dem CO_2-haltigen Thermalsoolbad wird die Herzthätigkeit beruhigt, verlangsamt, welche Verlangsamung nach dem Bade noch einige Zeit fortdauert. Auf den Herzmuskel und das Herznervensystem wird ein anregender, kräftigender Reiz geübt, die Leistungsfähigkeit des Herzmuskels wird erhöht, die Frequenz der Athemzüge wird vermindert, dieselben werden freier, tiefer, es hat eine gesteigerte Nierenthätigkeit statt.

Die Haut wird durch die Soolbäder besser ernährt, sie wird widerstandsfähiger, weniger empfindlich für Temperaturunterschiede und Erkältungseinflüsse, die Disposition zu Rheumatismus-Anfällen wird abgeschwächt. Wir erklären uns die Badewirkung allein durch den Reiz, welchen das Wasser, die Salze, die CO_2 und die Temperaturgrade auf das Hautnervensystem üben. Zu Beginn einer Badekur dürfen die Bäder nicht zu kühl, nicht zu CO_2- und zu salzhaltig sein. Die Dauer des Bades darf keine zu lange bemessene sein. Die Bäder dürfen nicht täglich gegeben werden, mindestens jeden dritten Tag muß bei Beginn einer Kur das Bad ausfallen. Beobachten wir obige Vorsichtsmaßregeln nicht, so machen sich die nachtheiligen Folgen eines solchen Badegebrauchs sehr bald geltend. Die Herzthätigkeit wird statt beruhigt, erregt, ungleichmäßig; Beengung, Druck vorne auf der Brust stellen sich ein. Nervöse Abspannung und Überreizung, Schlaflosigkeit, allgemeine Abspannung und veränderte, meist trübe Gemüthsstimmung gesellen sich hinzu.

Die Anwendung und Wirkung der Trinkkuren in Bad Nauheim

Die Trinkkuren werden selten allein für sich gebraucht, meist als Unterstützungsmittel der Badekuren. Der 21° C. warme Kurbrunnen und der 15° C. warme, sehr schwach fließende Karlsbrunnen enthalten dieselben Bestandteile, nur in verschiedenen Mengenverhältnissen.

Ich lasse den Kurbrunnen morgens nüchtern 2 bis 4 Gläser voll in Pausen von 15—20 Minuten trinken, so daß eine, höchstens zwei leichte, ausgiebige Stuhlentleerungen erfolgen. Sollten schon kleinere Mengen von Kurbrunnen 1—2 Glas zu stark eingreifend wirken, so lasse ich ihn in Verdünnung mit Ludwigswasser, 1 : 1 oder 3 : 2 mit einander gemengt, gebrauchen. Durch die CO_2 und die Salze des Kurbrunnens werden der Magen und Darm leicht gereizt, die Darmperistaltik wird angeregt. Da ein ziemlich großer Teil der Salze des Brunnens zur Resorption ins Blut gelangt, so wird die Absonderung der Schleimhäute vermehrt, dünnflüssiger; der Gesammtstoffumsatz wird beschleunigt, die Harnstoffausscheidung wird vermehrt. Wir benutzen die CO_2-haltigen Sooltrinkquellen bei Hyperämie der Unterleibsorgane, um auf diese entlastend zu wirken, weiter bei Konstitutionsanomalien, der Fettsucht, der Gicht, bei welch letzterer ihr sehr wohlthätiger Einfluß sich gewöhnlich sehr bald geltend macht.

Indicationen für Bad Nauheim.

Nauheim ist als Bad in der günstigen Lage, nur sehr wenige Contraindicationen zu haben. Früher wurde es vorwiegend bei Scrophulose, bei Erkrankungen der Knochen und Gelenke, sowie bei Erkrankungen der weiblichen Geschlechtsorgane, speciell der Residuen von Exsudaten nach überstandenen Peri- und Parametritiden angewandt, gegenwärtig wird Nauheim besonders von Rückenmarkskranken, von Rheumatikern und von Herzleidenden besucht, die hier meist eine außerordentliche Besserung finden.

Die CO_2-haltigen Thermalsoolbäder galten früher für durchaus contraindicirt bei Herzleidenden, man fürchtete, daß die Bäder Aufregungszustände, Blutwallungen nach dem Gehirn und den Lungen veranlassen würden, zu acuter Herzmuskelinsufficienz führen würden. Vor 40 Jahren schrieb Beneke auf Seite 67 seines Buches:

„Weitere Mittheilungen über die Wirkungen der Soolthermen Nauheims nach Beobachtungen in den Jahren 1859 und 1860 von Dr. F. W. Beneke, Geh. Med.-Rath, erster Brunnenarzt in Nauheim. Marburg 1861. Elwertsche Universitäts-Buchhandlung."

„Die Herzkranken vertragen das Nauheimer Soolbad in verdünntem und mitunter selbst in unverdünntem Zustande ganz vortrefflich, ohne jedwede so sehr gefürchtete Aufregung, ohne die Erscheinung congestirer Zustände in Lungen, Leber oder Gehirn, während sich das Allgemeinbefinden sehr wohl durch Bad und Brunnen in derselben Weise und gleichem Grade bessert, wie solches bei den Rheumatikern ohne Herzfehler der Fall ist."

Diese Mittheilungen Benekes im Jahre 1861 bezogen sich nur auf die durch den akuten Gelenkrheumatismus veranlaßten Herzklappenfehler, der anderen Herzkrankheiten erwähnt er noch nicht.

Ihre Hauptwirkung entfalten die CO_2-haltigen Thermalsoolbäder bei den frischen, durch akuten Gelenkrheumatismus hervorgerufenen Erkrankungen des Herzens. Zunächst kommen die noch mit schleichendem Fieber verbundenen Entzündungsprocesse im Endo-, Myo- und Pericardium zum Stillstand. Die Schwellungen und Bindegewebswucherungen an den Klappenapparaten gelangen, soweit solches möglich ist, zur Aufsaugung, meist haben die Entzündungen der Klappen aber schon zu lange bestanden, ist es bereits zu Schrumpfungen, zu Narbenbildungen an den Klappen gekommen. Eben aus diesem Grunde darf man wirklich vollkommene Heilungen von Klappenfehlern nur bei solchen Individuen erwarten, welche unmittelbar nach überstandenem Gelenkrheumatismus zur Kur hierher gekommen sind, bei welchen noch keine weiteren Folgezustände an den entzündeten Klappen sich entwickelt hatten. Schrumpfungen und Narbenbildungen an den Klappen können wir durch die Bäder nicht mehr beseitigen, aber wir heilen außer der Endocarditis die durch denselben Infektionsstoff hervorgerufene, gleichzeitige Myocarditis. Die Herzhypertrophie geht zurück, das Herz wird, nachdem am Endocardium die Entzündung abgelaufen ist, wieder leistungsfähig, der Herzmuskel wird gekräftigt, überwindet die durch die Klappenfehler bedingten Widerstände. Das Befinden der Patienten bessert sich außerordentlich, so daß sie sich häufig für vollständig geheilt halten.

Durch die CO_2-haltigen Soolbäder wird ferner die Anlage zu weiteren Infektionen mit Gelenkrheumatismus herabgemindert. Die Patienten werden weniger empfindlich für Temperaturschwankungen und Erkältungseinflüsse. Im Jahre 1885 schilderte der verstorbene August Schott in einem in der Berliner klinischen Wochenschrift veröffentlichten Artikel „Zur

Therapie der chronischen Herzkrankheiten", welch außerordentlicher Effekt durch den gleichzeitigen Gebrauch von CO_2-haltigen Soolbädern und von Gymnastik und Massage bei Herzmuskelschwäche erzielt werde. Er erklärte, daß durch die vorsichtige Anregung des Herzens zu vermehrter Thätigkeit, die Muskelmasse des Herzens zum Wachsthum gebracht werde, daß durch die Thermalsoolbäder und die Gymnastik eine rasche Verengerung des vorher dilatirten Herzens, eine Abnahme der Stauungen, eine Verlangsamung und Stärkung des Pulses statthabe. Nach meinen Erfahrungen unterstützt die Gymnastik die Heilwirkungen der Bäder, der Haupterfolg wird jedoch durch die CO_2-haltigen, $32^1/_2{}^0$—27^0 C. warmen Soolbäder bei der Herzmuskelschwäche erreicht. Ich habe durch alleinigen Gebrauch der CO_2-haltigen Soolbäder von $32^1/_2{}^0$—27^0 C. Wärme bei Herzinsufficienz ganz vorzügliche Resultate erzielt. Die Mehrzahl aller Patienten hier hat für eine Badekur nur eine sehr knapp bemessene Zeit von wenigen Wochen übrig. Der Patient soll während dieser Zeit sich auch erholen, sich ausruhen, sich körperlich und geistig erfrischen, ist solches geschehen, so kann er später auch noch zur Unterstützung der Badewirkung in vorsichtiger Weise Gymnastik treiben.

Seit dem Auftreten der Influenza 1889—90 habe ich eine sehr große Zahl von durch sie an Herzmuskelschwäche Erkrankten behandelt, hatte, wie ich solches

1898 berichtet, sehr große Erfolge zu verzeichnen. Ich lasse anfänglich Thermalsoolbäder von $32^1/_2{}^0$ C. nehmen, gehe dann nach und nach zu kühleren Bädern von 30^0 C. über. Der CO_2-Gehalt der kühleren Soolbäder ist ein größerer, weil der Thermalsoole, um sie auf $32^1/_2{}^0$ C. zu erwärmen, nicht so viel heißes Wasser zugesetzt zu werden braucht, das kühlere Wasser mehr CO_2 absorbirt. Werden diese ca. 30^0 warmen CO_2-haltigen Soolbäder gut vertragen, so gehe ich dann zu den Sprudelbädern über. Je kühler die Soole, je ruhiger der Badende sich verhält, um so mehr CO_2 vermag sie in Lösung zu behalten, es dunstet weniger CO_2 in die athmosphärische Luft ab. Die mit Eis gekühlten Sprudelsoolbäder sind die an CO_2 reichsten, sie werden selbst bis zu 26^0 C. Wärme von jugendlichen Individuen noch ganz wohl vertragen. Bedingung für Anwendung so stark gekühlter Sprudelbäder ist, daß der Patient nicht an Arteriosclerose leidet (nur bis zum mitteleren Lebensalter dürfen Patienten von ihnen Gebrauch machen), weiter daß der Kranke nie nüchtern badet, um Schwäche-Anwandlungen auszuschließen, daß er im Bade sich durchaus ruhig verhält, keinerlei Bewegungen ausführt, und daß er höchstens bis zu 10 Minuten im Bade bleibt. Wird das Bad länger ausgedehnt, so tritt in ihm Frösteln auf, das Nervensystem wird überreizt, übermüdet, die Wärmeentziehung im Bade wird eine zu große, es hält schwer, daß der Patient nach Verlassen des Bades an seiner Körperoberfläche die Empfindung normaler Wärme wieder erlangt. Die zu Beginn des Bades verlangsamte, kräftigere Herzthätigkeit wird eine beschleunigtere, ungleichmäßige. Die CO_2-haltigen Soolbäder von $32^1/_2{}^0$—26^0 C. Wärme wirken bei Herzmuskelschwäche, speciell solcher durch Influenza, durch die Kräftigung des Herznervensystems und durch die tonisirende Beeinflussung der Ernährung der Herzmuskulatur. Nachdem etwaige schleichend entzündliche Vorgänge im Myocardium zur Abheilung gekommen, erlangen die Herzmuskelfibrillen wieder ihre alte Spannkraft und Leistungsfähigkeit, die Herzthätigkeit wird eine langsamere, gleichmäßigere, nicht mehr aussetzende, kräftigere. Die physikalische Untersuchung des Herzens ergiebt, daß der Dämpfungsbezirk ein kleinerer geworden ist, daß der Herzschlag wieder besser fühlbar, daß die Herztöne lauter hörbar sind. Die nervöse Unruhe des Patienten, seine neurasthenischen Beschwerden, sie bessern sich, der Patient erlangt verhältnismäßig rasch wieder seine alte geistige Spannkraft, erquickender Schlaf zur Nachtzeit stellt sich ein. Es heilen die an Herzmuskelschwäche nach Influenza Erkrankten auch ohne Gymnastik verhältnißmäßig sehr rasch durch unsere Bäder.

Die Fetthypertrophie des Herzens in Folge allgemeiner Fettsucht wird durch 33^0—31^0 C. warme, schwach CO_2-haltige Soolbäder äußerst wohlthätig beeinflußt. Der Herzmuskel wird, trotz nicht behobener allgemeiner Fettsucht, wieder leistungsfähiger, kräftiger, die Herzdämpfung erscheint verkleinert, die Töne werden wieder lauter, besser hörbar. Wahrscheinlich daß zunächst die Resorption des Fettes statt hat, welches bei längerem Bestand der Fettsucht, zumal bei älteren Individuen, sich im interstitiellen Bindegewebe des Herzmuskels angehäuft hat, in Folge dessen wird der Herzmuskel trotz Fortbestandes der Fettauflagerungen am Herzen wieder leistungsfähiger, kräftiger. Der Effekt einer Badekur hier bei Fettherz wird durch eine Trinkkur sehr unterstützt, weil die Mehrzahl aller Fettsüchtigen zu Darmträgheit, zu Verstopfung hinneigt.

Eine Contraindication für die Kur in Bad Nauheim sind die chronisch parenchymatösen Nierenentzündungen. Die durch dieselben bedingten Herzstörungen werden durch die kohlensäurehaltigen Soolbäder statt gebessert, gesteigert.

Ich habe bei der chronischen parenchymatösen Nephritis bei Gebrauch der hiesigen kohlensäurehaltigen Soolbäder immer eine beträchtliche Zunahme des Eiweißgehaltes des Urins beobachtet.

Druck von Metzger & Wittig in Leipzig.

FSC
www.fsc.org
MIX
Papier | Fördert
gute Waldnutzung
FSC® C083411

Zeitfracht Medien GmbH
Ferdinand-Jühlke-Straße 7
99095 Erfurt, Deutschland
produktsicherheit@kolibri360.de